NOTICE

SUR

LE TRAITEMENT THERMAL

D'AIX-LES-BAINS

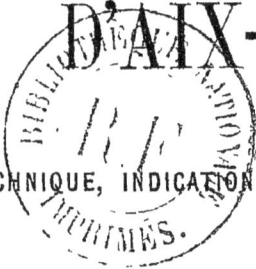

TECHNIQUE, INDICATIONS ET CONTRE-INDICATIONS GÉNÉRALES

PAR

Le Dr A. FRANÇON

EX-INTERNE LAURÉAT DES HÔPITAUX DE LYON,
MÉDECIN-ADJOINT A L'HOSPICE D'AIX,
MÉDECIN CONSULTANT A AIX-LES-BAINS

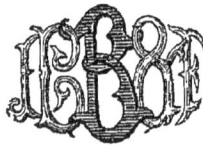

PARIS

LIBRAIRIE J.-B. BAILLIÈRE ET FILS

RUE HAUTEFEUILLE, 19, PRÈS DU BOULEVARD SAINT-GERMAIN

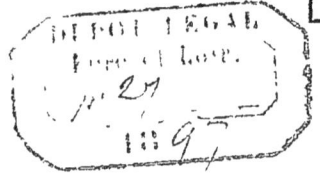

NOTICE

sur

LE TRAITEMENT THERMAL

D'AIX-LES-BAINS

CHARTRES. — IMPRIMERIE DURAND, RUE FULBERT (1897).

NOTICE

SUR

LE TRAITEMENT THERMAL

D'AIX-LES-BAINS

TECHNIQUE, INDICATIONS ET CONTRE-INDICATIONS GÉNÉRALES

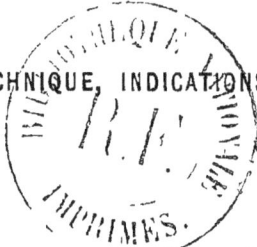

PAR

Le Dʳ A. FRANÇON

EX-INTERNE LAURÉAT DES HÔPITAUX DE LYON,
MÉDECIN-ADJOINT A L'HOSPICE D'AIX,
MÉDECIN CONSULTANT A AIX-LES-BAINS

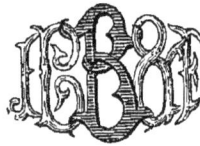

PARIS

LIBRAIRIE J.-B. BAILLIÈRE ᴇᴛ FILS

RUE HAUTEFEUILLE, 19, PRÈS DU BOULEVARD SAINT-GERMAIN

Extrait du *Traité de Thérapeutique* de M. le Professeur Manquat

Paris, 1897, J -B. Baillière et Fils

LE TRAITEMENT THERMAL

D'AIX-LES-BAINS

MARLIOZ ET SAINT-SIMON. — LES CORBIÈRES ET LE MONT REVARD

Composition. — Les eaux d'Aix sont des eaux sulfureuses chaudes, dont la température constante est de 44° à la source : leur minéralisation très faible est due à de l hydrogène sulfuré et à du soufre à l'état d'hypo-sulfite : elles ont fort peu d odeur : leur saveur plutôt fade est peu accentuée et leur teinte ne diffère guère de celle de l'eau normale.

Elles sont surtout remarquables par leur abondance : les deux sources appelées *Source de soufre* et *Source d'alun*[1] donnent respectivement 14 litres 9 et 27 litres 87 à la seconde ; leur débit est donc considérable et elles fournissent plus de six millions de litres chaque jour.

Outre ces deux sources, on a amené à l'Établissement une troisième source d'eau ordinaire, non minéralisée, dont la température est de 11° et qui permet de modifier à volonté la température de l'eau thermale, et de faire de l'hydrothérapie froide.

Ces trois sources sont emmagasinées dans d'immenses réservoirs et dis-tribuées dans les trois étages de l'Etablissement thermal, où elles arrivent avec une pression différente : 14 mètres à l'étage inférieur, 9 mètres à l'étage moyen et 6 mètres à l'étage supérieur.

---

1. Cette différence de dénomination existe depuis longtemps et déjà, au siècle dernier, Dacquin écrivait qu'elle avait été donnée « improprement et sans motif aucun ». Et, en effet, la composition des deux sources est à peu près identique, la source d'alun ne renfermant pas plus d'alun que la source de soufre : elle a une température un peu plus élevée, 44°6 au lieu de 43°5.

Mode d'emploi. — C'est avec l'eau fournie par ces trois sources que se pratiquent les différentes opérations thermales ou hydrothérapiques mises en usage à Aix-les-Bains. Celles-ci comprennent: 1° la *douche d'Aix* ou *douche avec massage;* 2° la *douche de vapeur;* 3° les *bains de baignoire;* 4° les *bains de piscine;* 5° la *douche en cercle* et la *douche ascendante;* 6° les *inhalations* et *pulvérisations;* 7° *la boisson.*

1° *Douche d'Aix* ou *douche avec massage.*

C'est là, la spécialité du traitement d'Aix et ce qui en a fait la réputation universelle. Ce n'est pas une douche ordinaire, c'est-à-dire un jet d'eau de volume, de pression et de température variables que le malade doit recevoir pendant un temps plus ou moins long: la douche d'Aix comporte aussi le massage sous l'eau, et est administrée suivant une technique spéciale que nous allons maintenant décrire.

Elle se donne dans deux sortes de cabines de forme généralement quadrangulaire : les unes, les plus nombreuses, sont complètement fermées et sont éclairées par des vitrages placés sur une de leurs parois : les autres sont à ciel ouvert, c'est-à-dire que leur paroi supérieure n'existe pas et elles sont protégées par le plafond général du bâtiment qui est à une certaine hauteur au-dessus de la cabine : ce dispositif fait que la buée formée par l'eau chaude peut s'échapper par la partie supérieure, et que la température du cabinet de douche est moins élevée.

Sur une des parois latérales sont juxtaposés les tuyaux qui amènent des réservoirs l'eau thermale et l'eau froide non minéralisée. Ces tuyaux aboutissent à deux sortes

de mélangeurs : l'un est à l'air libre, et l'eau qui en émane
arrive avec peu de pression sur la partie postérieure du
tronc à laquelle elle est destinée : l'autre est un mélangeur à robinet, dit culotte, et l'eau qui en provient con-
serve toute sa pression et est destinée aux membres. Grâce
à ces mélangeurs, l'eau thermale peut être employée soit
à sa température normale, soit à une température moindre,
et qui, suivant la quantité d'eau froide ajoutée, peut varier
de 12° à 43°.

De chacun de ces deux mélangeurs part un tuyau
flexible avec lequel les doucheurs dirigent l'eau sur les
différentes parties du corps du malade. Celui-ci est assis
sur une petite chaise de bois, sans dossier, haute de
30 centimètres et large de 50 centimètres. Elle présente
sur un de ses côtés un accoudoir élevé de 20 centimètres
au-dessus du plan de la chaise : les membres inférieurs
du malade, placés dans l'extension, reposent sur un petit
tabouret de bois, haut de 20 centimètres. Quelquefois,
pour les malades impotents, on emploie un lit de sangle
sur lequel ils sont couchés : parfois aussi on se sert
d'une planche, sur laquelle les malades peuvent être éten-
dus : dans cette position, les muscles placés dans le relà-
chement peuvent être massés plus aisément.

Mais en général, on fait usage de la petite chaise sur
laquelle le malade est assis : un des doucheurs est placé
au-devant de lui, le haut du corps incliné en avant, les
jambes légèrement fléchies sur les cuisses, de façon que
le tuyau flexible amenant l'eau du mélangeur à robinet
puisse reposer successivement sur la face antérieure des
deux cuisses : le membre inférieur gauche est placé un

peu en arrière et est également un peu fléchi. Par de petits mouvements de la cuisse, le doucheur fait varier la direction du tuyau, qu'il peut diriger successivement sur les membres inférieurs et supérieurs du malade. En même temps, de ses deux mains qui sont restées libres, il fait un massage ou plutôt un pétrissage des masses musculaires des membres, des frictions sur les articulations, pendant que ces parties sont inondées par des torrents d'eau minérale.

L'autre doucheur est placé derrière le malade, le haut du corps dans la position verticale : il place son pied droit sur la chaise où est assis le malade, de façon qu'il ait la cuisse fléchie sur le bassin, et que sur la face antérieure de cette cuisse, il fasse reposer le conduit flexible amenant l'eau du mélangeur à air libre : par de petits mouvements de flexion de ses membres inférieurs, il dirige le jet d'eau sur la nuque, les épaules et la face postérieure du tronc, pendant que ses deux mains restées libres, pratiquent des frictions et des pétrissages sous l'eau thermale.

Après un temps variable, le malade se lève de la chaise et se place debout, le haut du corps incliné en avant, les membres supérieurs reposant par les mains sur l'accoudoir latéral de la chaise. Dans cette position, un des doucheurs arrose la région lombo-fessière et la face postérieure des membres inférieurs, pendant que l'autre doucheur pétrit et frictionne ces mêmes régions.

Une fois qu'est terminé ce massage sous l'eau, dont la durée varie de 5 à 10 minutes, le malade reçoit une douche dont la température et la durée sont fixées par le médecin. Ensuite il est essuyé et séché et il se rhabille pour aller se reposer ou faire de l'exercice suivant les cas, ou bien, il est enveloppé dans des draps et des couvertures de laine (ce qui constitue le maillot), puis, rapporté dans une chaise à porteur dans son lit, où il continue la sudation commencée à la douche.

Telle est la douche d'Aix, comme on la donne d'une manière générale : mais elle comporte plusieurs variantes :

A. Dans certaines cabines, il n'y a qu'un seul doucheur ; là, le malade est placé sur la même chaise : mais, au lieu du doucheur qui s'occupe de la partie postérieure du tronc et des épaules, il existe un appareil spécial, terminé en pomme d'arrosoir qui amène l'eau du mélangeur à air libre : le malade reçoit ainsi sur le dos et les épaules une grande quantité d'eau, pendant que le doucheur placé au-devant de lui, fait le massage des membres supérieurs et inférieurs. Cette partie du corps une fois massée, le malade n'a qu'à se tourner sur la chaise, de façon à présenter au doucheur les épaules, et le dos qui restent à masser. Ensuite tout se passe comme dans la douche à deux doucheurs.

B. Lorsqu'il n'y a qu'un segment des membres supérieurs ou inférieurs, ou une de leurs articulations à masser, on utilise la douche locale. Ici, le malade est assis au devant d'une planche percée de deux orifices, dont les dimensions varient suivant qu'il s'agit du bras ou de la jambe. Par l'un de ces orifices, le malade engage le membre malade, qui vient, dans l'autre partie de la cabine, reposer sur un tabouret : là ; la partie malade reçoit la douche d'eau minérale, pendant que le doucheur en fait

a.

le massage, suivant les indications données par le médecin.

2° *Douche de vapeur*. — Elle peut être soit générale, soit locale. La douche de vapeur générale se donne soit dans les bouillons, soit dans la caisse Bertholet.

α. — Les bouillons sont des étuves de vapeur humide : mais à vrai dire, cette vapeur est plutôt une buée chaude provenant de la pulvérisation de l'eau minérale. Ce sont des cabines, de même dimension que les cabines de douche, avec lesquelles elles sont en communication directe : l'eau minérale s'y pulvérise de deux façons : sur une des parois, par une douche en pluie, l'eau tombant directement sur le plancher de la cabine d'une hauteur d'environ trois mètres : sur la paroi opposée, l'eau tombe d'un robinet sur une surface métallique conique, éloignée de 10 centimètres environ et de là rejaillit sur le plancher, distant d'un mètre, où elle se pulvérise.

Dans ces bouillons, l'eau minérale coule d'une façon constante avec toute sa température, et, comme elle est pulvérisée d'une façon continue, elle produit une buée chaude et humide, dont la température se maintient autour de 44°. Les malades appelés à séjourner dans ces bouillons y restent un temps qui varie de 5 à 20 minutes : ils ne tardent pas à être inondés de sueur, et lorsque le temps de leur séjour est écoulé, ils passent dans la douche voisine, ou bien ils sont enveloppés dans le maillot, et rapportés dans leur lit.

ß. — Le *Bertholet* ou la *Division des Bertholet* sert pour administrer une douche de vapeur générale, et surtout une douche de vapeur locale. Ce n'est pas à proprement parler de la vapeur, puisque la température de l'eau ne dépasse guère 44° : c'est plutôt un courant d'air chaud et humide qui est produit avec l'eau thermale de la façon suivante :

L'eau de la source d'alun est amenée de son réservoir par un conduit volumineux, passant à la partie supérieure de l'établissement, au-dessus des cabines du Bertholet. Sur ce conduit se branchent de gros tubes en fonte, livrant passage à une énorme colonne d'eau thermale, qui va tomber à $10^m,36$ au-dessous, dans un espace quadrangulaire clos de toutes parts. Là, elle est reçue sur un appareil de forme conique où elle se pulvérise, puis, elle s'échappe par un conduit ménagé à la partie inférieure de la cavité.

Mais l'air que celle-ci renferme est chaud du fait de la température de l'eau thermale : d'autre part, cette masse d'eau dans sa chute déplace l'air et le refoule à la partie supérieure de la cavité. En ce point, est un orifice par lequel cet air arrive dans un tambour en fonte, situé dans la cabine où est placé le malade. Ce tambour est percé d'orifices auxquels s'adaptent des appareils, dont la forme et la dimension diffèrent, suivant la partie du corps sur laquelle on veut diriger le courant d'air chaud et humide. La partie malade (en général, articulation ou point névralgique douloureux) reçoit cet air chaud pendant cinq à dix minutes, après avoir été isolée par un enveloppement avec des toiles en caoutchouc, puis elle est ensuite massée pendant le même laps de temps.

Dans deux des cabines Bertholet, existe la caisse pour bains de vapeur générale, telle qu'on la voit dans tous les établissements : ici elle remplace le tambour en fonte que

nous avons décrit dans les autres cabines, et, par consé-
quent, elle reçoit directement le courant d'air chaud et
humide, provenant de la cavité inférieure dans laquelle
tombe l'eau thermale.

Enfin on utilise encore cette douche d'air chaud dans
la salle du Humage. Là, le courant d'air est amené par
un tube de dimension beaucoup plus petite, et il sert
soit pour faire des inhalations chaudes dans la gorge
(pharyngite chronique, bronchite chronique) soit surtout
pour déterminer des sudations locales au niveau de l'articulation temporo-maxillaire et principalement des
petites articulations des mains : ces dernières sont ensuite massées, lorsqu'elles ont été soumises à la sudation
pendent une quinzaine de minutes.

3° *Bains de baignoire.* — Ils sont alimentés par les
deux sources thermales et par la source d'eau froide,
dont les tuyaux sont juxtaposés dans chaque cabine : il
est donc possible de donner des bains dont la température
peut varier, suivant le mélange que l'on fait de l'eau minérale avec l'eau froide. Il existe aussi des bains d'eau minérale pure : on les prend dans la division appelée bains
réfrigérés. L'eau thermale y est amenée, après avoir passé
à travers un serpentin d'eau froide, de sorte que sa température s'abaisse à 34° environ : mais il est toujours
possible d'élever cette température, s'il est nécessaire, en
ajoutant de l'eau minérale pure, qui arrive aussi dans les
mêmes cabines sans avoir été refroidie.

4° *Bains de piscine.* — Les piscines sont au nombre de
quatre, dont deux très vastes servent pour les grandes
personnes et deux petites, destinées aux enfants. L'eau

qu'elles renferment est maintenue à une température constante de 34°, et elles permettent de faire de la natation, et surtout de l'exercice pour les membres dont la raideur a été diminuée par des séances de massage préalable. Dans chacune des piscines, existe une douche d'eau froide qui permet de faire de l'hydrothérapie.

5° *Douche en cercle* et *douche ascendante*. — Ces douches n'ont rien de particulier : elles sont alimentées par de l'eau thermale et de l'eau froide : et comme elles sont situées à l'étage inférieur de l'établissement, l'eau froide et l'eau chaude y arrivent avec une pression de 14 mètres ; on peut donc faire de l'hydrothérapie froide ou tiède à volonté. Nous rappelons que dans toutes les cabines de douches, à tous les étages, il y a également un conduit d'eau froide, de sorte que la douche peut être administrée avec une pression beaucoup moins forte (9 mètres à l'étage moyen, 6 mètres à l'étage supérieur), lorsque le cas du malade l'exige.

6° *Inhalation* et *pulvérisation*. — L'inhalation se fait soit dans la salle de Humage, comme nous l'avons déjà indiqué plus haut, soit dans une autre salle où existe le dispositif suivant.

Au centre de cette pièce, qui peut être close hermétiquement, existe un bassin dans lequel se pulvérise l'eau thermale en formant une buée qui envahit toute la salle. Comme celle-ci est très vaste, et que, d'autre part, l'eau thermale n'arrive qu'en faible quantité à la fois, la température n'y est pas aussi élevée que dans les bouillons, et les malades qui y séjournent, peuvent y rester de 30 à 50 minutes, sans être mouillés de transpiration. Ils respirent un air chaud et humide qui rend service dans certains cas de bronchite chronique, ou dans quelques formes d'asthme.

Dans les salles de pulvérisation, l'eau minérale arrive par un conduit peu volumineux sous forme d'un jet filiforme qui vient se briser contre une palette et se pulvérise en une poussière très fine. On utilise les pulvérisations surtout pour les affections de la gorge, parfois aussi pour certains cas d'acné du visage et pour les conjonctivites à tendance chronique.

7° *Boisson*. — On boit peu l'eau d'Aix : elle n'est guère employée que par les malades chez qui la sudation est indiquée : ils boivent pendant la douche plusieurs verres d'eau thermale, ce qui contribue à augmenter leurs transpirations. Elle est aussi recommandée aux malades chez qui on veut obtenir un effet diurétique, mais ici, c'est seulement par la quantité d'eau ingérée qu'on arrive au résultat.

Mode d'action des eaux d'Aix. — Il est facile de voir, d'après la description que nous venons de faire, que le traitement d'Aix est surtout un traitement externe, dont le massage sous la douche est la partie capitale. Il faut donc s'attendre à ce qu'il produise les effets du massage ordinaire : les uns directs, purement mécaniques (propulsion de la lymphe, des épanchements. compression des exsudats, rupture des adhérences, etc.) les autres indirects (stimulation de la circulation, excitation des muscles, action sur la sensibilité et sur les échanges nutritifs) (Schreider).

Mais de plus, l'eau thermale vient y ajouter son action

qui est en rapport avec : 1° sa composition chimique ; 2° son abondance et 3° sa température.

1° L'eau d'Aix étant un peu sulfureuse possède toutes les propriétés du soufre : c'est pour cela qu'elle détermine une légère excitation de la peau ;

2° Dans chaque douche, on dépense en moyenne 18 à 20 hectolitres d'eau pour chaque malade : ce qui permet de faire un lavage sur tout le tégument externe, lavage d'autant plus complet que les doucheurs font des frictions et du massage sur toute la surface du corps : de cette façon, les fonctions de la peau sont exaltées : son rôle d'émonctoire est de beaucoup accru, les glandes sudoripares fonctionnant plus aisément, et les divers produits excrémentitiels en sont d'autant mieux éliminés ;

3° Tout le corps du malade étant pour ainsi dire inondé par l'eau chaude, le sang est attiré à la périphérie, ce qui se traduit par la rougeur généralisée de tégument. Le massage, en accélérant la circulation, augmente la vitesse du sang qui est en plus grande abondance dans la peau, le tissu cellulaire sous-cutané et les masses musculaires : aussi le pouls augmente de fréquence et le cœur bat plus énergiquement. Ces phénomènes s'observent surtout, lorsqu'on prend des douches à une température élevée : elles sont donc contre-indiquées chez les malades qui se congestionnent facilement, ou dont le cœur n'est pas normal. Du reste, d'une manière générale, les médecins actuels d'Aix emploient peu les douches aussi chaudes : ils prescrivent surtout la douche tempérée.

En *résumé*, grâce à leurs propriétés et à leur mode d'administration, les eaux d'Aix augmentent l'action du

massage dont les effets sont ainsi beaucoup plus marqués.
Les expériences faites récemment par le Dr Ranglaret[1],
stagiaire des eaux minérales, sont venues confirmer ces
données, en montrant que le traitement d'Aix possède
une action marquée sur la nutrition. En effet, la douche
avec massage augmente l'élimination des produits des
combustions organiques (acide urique et urée) : elle dimi-
nue l'excrétion des éléments minéraux (chlorures et acide
phosphorique) et elle accroît la toxicité des urines. Elle
agit donc à la fois sur la désassimilation et en activant
les échanges organiques, elle favorise l'assimilation.

Indications. — Ces indications découlent des effets que
nous venons de décrire. Toutes les fois qu'il s'agira de
stimuler les phénomènes de la nutrition, soit dans tout
l'organisme, soit dans une partie donnée du corps, la
douche avec massage donnera de bons résultats, la température de la douche variant suivant les cas.

Les diverses affections susceptibles d'être améliorées
et parfois guéries par le traitement d'Aix peuvent être
divisées en deux grandes classes :

1° Celles dans lesquelles l'indication est formelle.

Elles comprennent deux groupes : le premier, renfermant les affections d'ordre chirurgical :

Affections des *muscles*. Atrophie musculaire consécu-
tive aux arthrites, aux fractures et à l'immobilisation
prolongée.

Affections *articulaires*. Roideurs articulaires, arthrites

1. Ranglaret, *Ann. d'Hydrologie*, nov. 1896.

chroniques non tuberculeuses, hydarthroses, hygromas, ankyloses incomplètes.

Affections des *synoviales* et des *tendons*. Synovites chroniques non tuberculeuses.

Le deuxième groupe comprend les affections qui ressortissent à la médecine.

Maladies générales. *Polyarthrite rhumatismale apyrétique sans lésion cardiaque.* Convalescence du rhumatisme articulaire aigu sans cardiopathie. Rhumatisme chronique simple. Rhumatisme blennorragique. Rhumatisme chronique déformant et nodosités d'Heberden au début. Goutte asthénique.

Maladies du système nerveux. *Névralgies* diverses, surtout la *sciatique*, et les *névrites périphériques*.

Syphilis. — Dans cette affection, le traitement thermal est un adjuvant précieux pour la médication spécifique. Il permet, en effet, de faire suivre au malade un traitement intensif: c'est ainsi que dans plusieurs cas, nous avons pu, pendant les vingt jours du séjour habituel, faire faire jusqu'à la dose de 300 grammes de frictions mercurielles et faire absorber une dose équivalente d'iodure sans voir aucun des accidents que l'on pourrait redouter avec de telles quantités de ces médicaments. On comprend en effet que, par l'exaltation des fonctions de la peau que produit le traitement, l'absorption d'une part, et l'élimination d'autre part soient beaucoup accrues ; de plus, comme nous l'avons vu, sous l'influence du traitement, les échanges organiques étant activés, le mercure et l'iodure ne font plus pour ainsi dire qu'un lavage des humeurs de l'organisme, puisqu'ils sont plus facilement excrétés.

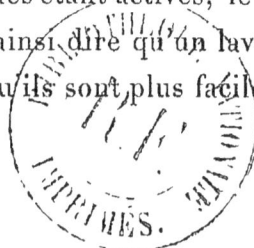

Quant à l'épreuve du traitement, comme pierre de touche pour la syphilis, nous devons à la vérité de dire que, depuis dix ans que nous sommes à Aix, nous ne l'avons jamais vu réussir, quoique, à maintes reprises, nous ayons eu l'occasion de le rechercher ;

2° Dans la deuxième classe, ce sont des affections pour lesquelles les indications du traitement ne sont plus aussi précises, bien que parfois on ait à constater de véritables améliorations, ou tout au moins un arrêt dans leur évolution.

Cette classe comprend le rhumatisme chronique progressif, le diabète arthritique, l'obésité, et certains troubles nerveux, comme la neurasthénie. On peut aussi ranger ici certaines dermatoses telles que les névrodermites, à qui les douches tièdes réussissent parfois admirablement, la sclérodermie localisée que le massage sous la douche améliore notablement, et enfin quelques formes d'acné de la face qui se trouvent bien des pulvérisations.

A côté de ces diverses affections, signalons brièvement les bronchites chroniques simples, certaines formes d'asthme, la pharyngite sèche, quelques laryngites et enfin les rhinites chroniques, à qui conviennent les inhalations chaudes, les pulvérisations et les irrigations à l'eau minérale.

Contre-indications. — Elles sont formelles, toutes les fois qu'il existe un mouvement fébrile chez les sujets atteints des affections que nous avons indiquées plus haut. De même, lorsque chez eux, les reins ou le foie sont altérés, il y a un danger réel à les soumettre aux douches avec massage.

Enfin pour ce qui est de l'état du cœur, il faut distin-

guer deux cas : ceux dans lesquels la lésion est mal com-
pensée, et ici, il n'y a pas à songer au traitement d'Aix,
mais ceux chez qui la compensation se fait bien, et qui
supportent bien leur lésion pourront bénéficier de la
douche tempérée avec massage. Les malades jeunes surtout, présentant de l'endocardite rhumatismale, et sujets
à des attaques fréquentes de rhumatisme subaigu, auront
avantage à faire une cure, qui les garantira contre les
récidives et, par suite, préviendra de nouvelles poussées
d'endocardite. La même remarque pourrait s'appliquer
aux rhumatisants âgés, atteints de cardiopathies bien
compensées, à cela près que, en raison de leur système
vasculaire, généralement artério-scléreux, le traitement
chez eux devra être modéré et surveillé de près.

Marlioz et Saint-Simon. — Ce sont deux stations à proximité d'Aix.
l'une, celle de Marlioz, est située à 1 kilomètre au sud d'Aix : l'eau de
Marlioz est sulfureuse alcaline, iodurée et bromurée : sa température est
de 14° ; on l'emploie en inhalations sèches ou humides, en pulvérisations,
en douches et en bains : elle convient aux affections de la gorge et des
voies respiratoires qui exigent une médication plus sulfureuse que celle
d'Aix : l'autre, celle de Saint-Simon, à deux kilomètres au nord de la ville,
a une source alcaline et magnésienne, dont la température et de 17° c., et
qui peut rendre service comme digestive et diurétique.

Les Corbières et le Mont-Revard. — Tels sont les noms de deux
stations d'altitude reliées à Aix par un chemin de fer à crémaillère : les
Corbières sont à 700 mètres d'altitude, et le Mont-Revard à 1,545
mètres. Ces deux stations sont parfaitement aménagées pour les cures
d'Aix.

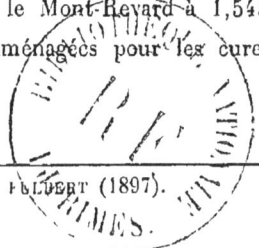

CHARTRES. — IMPRIMERIE DURAND, RUE FULBERT (1897).

ARNOULD (J.). — **Nouveaux éléments d'hygiène.** 1895, 1 vol. gr. in-8, de 1,400 pages avec 300 fig.   20 fr.

BESSON. — **Étude expérimentale sur la révulsion.** 1892, gr. in-8, 177 pages.   4 fr.

BOCQUILLON-LIMOUSIN. — **Formulaire des médicaments nouveaux,** 8ᵉ *édition.* 1897, 1 vol. in-16 de 308 pages, cartonné.   3 fr.

BORDIER (II.). — **Précis d'Electrothérapie.** 1897, in-18 jésus de 600 pages avec 146 fig.   8 fr.

BURLUREAUX. — **La pratique de l'antisepsie dans les maladies contagieuses et en particulier dans la tuberculose.** 1892, in-18 jésus de 300 pages.   5 fr.

ENGEL et MOITESSIER. — **Traité élémentaire de chimie biologique, pathologique et clinique.** 1897, 1 vol. in-8 de 600 pages.   10 fr.

GALLOIS (N.). — **Formulaire de l'Union médicale.** 1888, in-32 de 670 pages.   3 fr. 50

GAUTIER et RENAULT. — **Formulaire des spécialités pharmaceutiques,** composition, indications thérapeutiques, mode d'emploi et dosage. 1895, in-18 de 298 pages, cart.   3 fr.

GILLET (II.). — **Formulaire des médications nouvelles.** 1896, in-18 de 1,280 pages, cart.   3 fr.

— **La pratique de la serothérapie et les nouveaux traitements de la diphtérie,** sérothérapie, intubation, trachéotomie. 1895, in-18, 294 pages. avec 37 fig., cart.   4 fr.

GUBLER et LABBÉE. — **Commentaires thérapeutiques du Codex médicamentarius.** 1896, 1 vol. gr. in-8 de 1,100 pages.   18 fr.

JEANNEL (J.). — **Formulaire officinal et magistral international.** 1886, 1 vol. in-18 jésus, de 1,044 pages, cart.   6 fr. 50

LA HARPE (E. de). — **Formulaire des eaux minérales, de la balnéothérapie et d'hydrothérapie.** 1895, 1 v. in-18 de 300 pages, cart. 3 fr.

— **Formulaire des stations d'hiver,** des stations d'été et de la climatothérapie. 1895, 1 vol. in-18, 300 pages.   3 fr.

LAVERAN (A.) et TEISSIER. — **Nouveaux éléments de pathologie médicale.** 1894, 2 vol. in-8 de 1,866 pages.   22 fr.

LEFERT. — **Aide-mémoire de thérapeutique.** 1 vol. in-18 cart. 3 fr.

MANQUAT. — **Traité élémentaire de thérapeutique,** de matière médicale et de pharmacologie. Troisième édition, 1897, 2 vol. in-8, 2,000 pages.   22 fr.

MAYET. — **Traité élémentaire de diagnostic.** 1897-98, 2 vol in-8 de 1,000 pages. avec 150 fig.   24 fr.

NOTHNAGEL et ROSSBACH. — **Nouveaux éléments de matière médicale et de thérapeutique.** 1889, 1 vol. in-8 de 913 pages.   16 fr.

CHARTRES. — IMP. DURAND, RUE FULBERT (1897).

www.ingramcontent.com/pod-product-compliance
Lightning Source LLC
Chambersburg PA
CBHW070218200326
41520CB00018B/5692